SUR GRIN VOS CONNAISSANCES
SE FONT PAYER

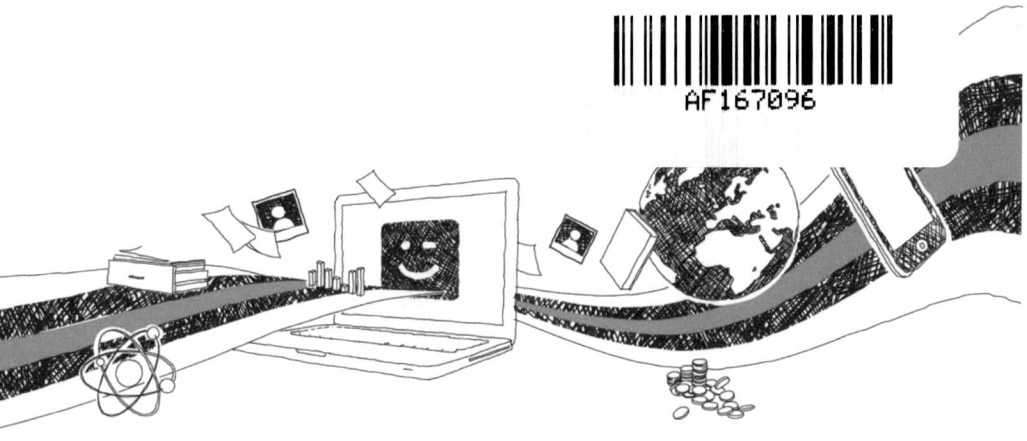

AF167096

- Nous publions vos devoirs
  et votre thèse de bachelor et master

- Votre propre eBook et livre –
  dans tous les magasins principaux du monde

- Gagnez sur chaque vente

Téléchargez maintentant sur www.GRIN.com
et publiez gratuitement

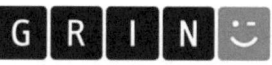

Séroprévalence du VIH/SIDA chez les tuberculeux à Kamina

François Kalenga Luhembwe
Eric Ndala Lenge
Patrice Nsenga Kimankinda
Sammy Kasenga Ka Mavu

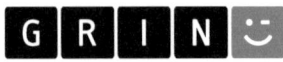

Bibliographic information published by the German National Library:

The German National Library lists this publication in the National Bibliography; detailed bibliographic data are available on the Internet at http://dnb.dnb.de.

ISBN: 9783346850560
This book is also available as an ebook.

Print and binding: Books on Demand GmbH, Norderstedt, Germany
Printed on acid-free paper from responsible sources.

The present work has been carefully prepared. Nevertheless, authors and publishers do not incur liability for the correctness of information, notes, links and advice as well as any printing errors.

GRIN web shop: https://www.grin.com/document/1340210

Séroprévalence du VIH/SIDA chez les tuberculeux

Auteurs : Eric NDALA LENGE, François KALENGA LUHEMBWE, NSENGA KIMANKINDA Patrice, KASENGA KA MAVU Sammy

RESUME

Cette étude a été menée pour de déterminer la séroprévalence du VIH chez les tuberculeux, de décrire les caractéristiques sociodémographiques et cliniques des tuberculeux vivant avec le VIH et identifier les facteurs associés à la co-infection VIH-TB.

Il s'est agi d'une étude transversale analytique menée dans une enquête rétrospective appuyée par la technique d'analyse documentaire secondée par une fiche de collecte des données. La population concernée par cette étude était constituée de tous les patients (anciens et nouveaux cas) tuberculeux enregistrés aux CDT HGR, BUMI et Mère du Sauveur pendant notre période d'étude. En vue d'obtenir un résultat représentatif, nous avons pris tous les 223 cas enregistrés de Mars 2021 au Mars 2022. Notre enquête s'est avérée donc exhaustive.

Après analyse des données, les résultats suivants ont tiré notre attention :

- La séroprévalence du VIH chez le tuberculeux dans notre milieu a été de 13,9%. L'étude a démontré une prédominance masculine (61,0%) de la tuberculose chez les sujets âgés de 36 ans et plus avec 67,7%.
- Le risque de coinfection du VIH chez les tuberculeux est très élevé chez les sujets dont l'âge est compris entre 15 et 49 ans (OR=8,379[1,062-66,062] ; p=0,038) ; chez les prostituées (OR=15,750 [2,737-90,611] ; p=0,00) et chez les militaires (OR=23,625[2,362-236,282] ; p=0,00). Disons encore que les patients coinfectés courraient 22,304 fois le risque de décéder.

En conclusion, à Kamina, l'importance de la tuberculose et la prévalence élevée de l'infection par le VIH font de l'association tuberculose-VIH une préoccupation majeure et constante des services de santé. Cette situation liée à l'évolution de l'épidémie du VIH est susceptible d'induire une augmentation du nombre de cas de tuberculose et d'échecs du traitement aux antituberculeux.

Mots clés : Séroprévalence, VIH/SIDA, Tuberculose

I.   INTRODUCTION

La tuberculose est l'un des facteurs principaux de mortalité chez les personnes vivant avec le virus de l'immunodéficience humaine (VIH). Au moins un décès sur quatre parmi les personnes vivant avec le VIH est attribué à la tuberculose, et bon nombre de ces décès surviennent dans les pays aux ressources limitées. La collaboration pour les activités de lutte contre la tuberculose et le VIH est essentielle pour prévenir, diagnostiquer et traiter la tuberculose chez les patients vivant avec le VIH et le VIH chez les patients tuberculeux, afin de garantir que les patients tuberculeux vivant avec le VIH soient identifiés et traités correctement. Ces dernières années, la mise en œuvre des activités de collaboration contre la tuberculose et le VIH a augmenté à l'échelle mondiale. Cela a créé le besoin d'approfondir les recherches sur les moyens de fournir des services intégrés et de qualité pour la prévention, le traitement et les soins de la tuberculose et du VIH, et ainsi éviter des décès (Floyd K et al, 2018).

On estimait à 1,1 million (13 %) le nombre de sujets VIH positif parmi les 8,7 millions de cas incidents de tuberculose dans le monde en 2011. L'Afrique Sub-saharienne, qui ne compte que 12 % de la population mondiale, comptait deux tiers des 34 millions des personnes vivant avec le VIH (PVVIH) en 2010 et environ 79 % de nouveaux cas de tuberculose séropositifs au VIH en 2011.Dans certains pays africains la proportion de patients tuberculeux testés séropositifs au VIH dépassait les 50 % (OMS, 2015).

Quoique parfaitement évitable et traitable, la tuberculose continue d'avoir des conséquences dévastatrices sur la santé et les moyens de subsistance des populations à travers le monde. Selon les données de l'organisation mondiale de la santé, environ 3,2 milliards de personnes dans 97 pays, territoires et zones étaient exposées à la maladie en 2013, et l'on estime à 198 millions le nombre de cas survenus (OMS, 2013).

La région africaine de l'OMS affichait la proportion de dépistage du VIH la plus élevée chez les tuberculeux en 2011 (69 % vs 40 % de moyenne mondiale), au Niger, la tuberculose et le VIH/SIDA sont la sixième cause de mortalité et de morbidité chez les femmes enceintes et les enfants de moins de 5 ans. Pour le combattre la double charge des deux pandémies de tuberculose et de VIH, le pays a élaboré une politique de collaboration comportant des activités visant la réduction de la charge de la tuberculose chez les PVVIH et celles visant la réduction de la charge du VIH chez les patients tuberculeux (Koumé, 2012).

En Côte d'Ivoire, la coïnfection VIH/tuberculose est le troisième problème de santé important de par sa fréquence élevée, sa gravité et ses conséquences socio-économiques importantes (MPD, 2010). Au Tchad, de 2000 à 2012, la mortalité due à la coïnfection VIH/tuberculose a été estimée à 42%. Les cas suspects des tuberculoses sont passés de 528.454 en 2011 à 1.272.841 en 2013 (PNLT/ Tchad, 2013) puis à 1.513.772 cas en 2014 avec 1.720 décès (PNLT/Tchad, 2014).

La République démocratique du Congo (RDC), affichait l'une des performances les plus faibles de la région. En effet, en RDC, le taux de dépistage du VIH chez les tuberculeux n'était que de 27 % parmi lesquels seulement 23 % étaient mis sous ARV. Cette contre-performance est liée, entre autres, à la faible couverture en services intégrés de prise en charge de la tuberculose et du VIH, en particulier en dehors de la capitale. Les autres facteurs incriminés sont, entre autres, l'adoption tardive (2007-2008) de la politique de dépistage du VIH initié par les prestataires et les ruptures fréquentes en intrants, y compris les ARV.

Toujours en RDC, la situation ne cesse d'alarmer l'organisation mondiale de la santé. Selon l'ONU SIDA en 2018 ; 450 000 congolais vivaient avec le VIH. L'incidence du VIH, c'est-à-dire le nombre de nouvelles infections parmi une population et au cours d'une période donnée, était de 0,21% ; la prévalence du VIH chez les tuberculeux a passé de 25% en 2018 à 27% en 2020. 19 000 nouvelles contaminations ont été enregistrées ; 17 000 personnes sont mortes de maladies liées au Sida et à la tuberculose (ONUSIDA/RDC, 2020).

À Kamina, chef-lieu de la province du Haut-Lomami, aucune étude de la séroprévalence du VIH chez les patients tuberculeux n'avait été réalisée de manière à orienter le processus de planification et l'allocation des ressources. Face à cet état de chose, plusieurs questions nous sont venues en esprit, mais nous allons nous attarder sur les principales à savoir :

- Quelle est la séroprévalence du VIH/SIDA chez les tuberculeux à Kamina ?

- Quelles sont les caractéristiques sociodémographiques et cliniques des tuberculeux vivant avec le VIH ?

- Quels sont les facteurs associés à la co-infection VIH-TB ?

OBJECTIFS DE L'ETUDE

Objectif général

L'objectif général de cette étude est de déterminer la séroprévalence de l'infection par le VIH chez les tuberculeux afin de contribuer à l'amélioration de la santé de la population congolaise en générale et celle de Kamina en particulier.

Objectifs spécifiques

- Décrire les caractéristiques sociodémographiques et cliniques des tuberculeux vivant avec le VIH ;
- Identifier les facteurs associés à la co-infection VIH-TB ;
- Déterminer les issues thérapeutiques des PVVIH tuberculeux.

II. Méthodologie

II.1. Cadre d'étude

Cette étude a été menée en République démocratique du Congo, province du Haut-lomami, précisément dans 3 (trois) CDT de la zone de santé de Kamina, il s'agit des CDT (HGR, BUMI et Mère du Sauveur).

II.2. Type d'étude

Il s'agit d'une étude transversale analytique menée dans une enquête rétrospective dans trois (3) CDT de la zone de santé de Kamina notamment HGR, BUMI, Mère du Sauveur.

II.3. Population d'étude et échantillon

La population concernée par cette étude était constituée de tous les patients (anciens et nouveaux cas) tuberculeux enregistrés aux CDT HGR, BUMI et Mère du Sauveur pendant notre période d'étude. En vue d'obtenir un résultat représentatif, nous avons pris tous les 223 cas enregistrés de Mars 2021 au Mars 2022. Notre enquête s'est avérée donc exhaustive.

II.4. Technique de collecte des données

Pour collecter les données, nous nous sommes servis de l'analyse documentaire secondée par une fiche de collecte des données minutieusement élaborée.

II.5. Plan de traitement et d'analyse des données

Les données collectées ont été encodées et analysées à partir du logiciel SPSS (Statistical Package for Social Sciences) version 24.0. Les analyses statistiques descriptives et analytiques ont été réalisées successivement. Le test de chi 2 d'indépendance a été utilisé pour tester la dépendance entre la Coïnfection VIH/TB et les variables indépendantes. Le seuil de signification utilisé était p<0,05. L'odds ratio et son intervalle de confiance à 95% ont été également calculés pour mesurer l'association entre les variables aléatoires.

II.6. Critères de sélection

- *Critères d'inclusion*

Sont inclus dans cette étude, tous les patients (anciens et nouveaux cas) tuberculeux PVVIH ou non enregistrés aux CDT HGR, BUMI et Mère du Sauveur pendant notre période d'étude (de Mars 2021 au Mars 2022).

- *Critères d'exclusion*

Sont exclus de cette étude, tous les patients tuberculeux ou non n'étant pas enregistré aux CDT HGR, BUMI et Mère du Sauveur pendant notre période d'étude (de Mars 2021 au Mars 2022).

II.7. Variables retenues

Variable dépendante : Statut sérologique VIH chez les tuberculeux

Variables indépendantes : Fréquence, Age, Sexe, Provenance (commune), Orientation du malade par la communauté, Prise en charge (Schéma thérapeutique), Diagnostic, Catégorie du patient, Rechute, Echec thérapeutique, Interruption du traitement, Antécédent de la TB familiale, Population spéciale, Résultats de laboratoire, Issues thérapeutiques, Coïnfection VIH/TBC, Prophylaxie ou cotrimaxazal, TAR

III. RESULTATS

III.1. Analyses univariées

Tableau I. Séroprévalence du VIH chez les tuberculeux

Coïnfection TBC/VIH	Effectifs	Pourcentage
VIH+	31	13,9
VIH-	192	86,1
Total	223	100,0

Il ressort de ce tableau que la séroprévalence du VIH chez le tuberculeux dans notre milieu a été de 13,9%.

Tableau II. Répartition des cas selon l'âge et le sexe

Age	Effectifs (n=223)	Pourcentage
0-14 ans	9	4,0
15-35 ans	63	28,3
36 ans et plus	151	67,7
Sexe		
Féminin	87	39,0
Masculin	136	61,0
Types de TB		
TEP	38	17,0
TP/C	44	19,7
TPM+	141	63,2

Les résultats du tableau ci-haut indiquent une prédominance de la tuberculose chez les sujets âgés de 36 ans et plus avec 67,7% ; du sexe masculin (61,0%). Notons encore que la forme de la tuberculose la plus fréquente dans notre milieu d'étude reste la tuberculose pulmonaire microscopiquement confirmée (TPM+) avec une proportion de 63,2%.

III.2. Analyses bivariées

Tableau III. Relation entre la séroprévalence et l'âge, le sexe, la provenance et la catégorie de la population

Paramètres étudiés	Statut sérologique			
	VIH+	VIH-		
Age	(n=31)	(n=192)	OR [IC95%]	P
0-14 ans	1	18	1	
15-49 ans	27	58	8,379[1,062 -66,062]	0,038
50 ans et plus	3	116	0,465 [0,045-4,722]	0,509
Sexe				
Féminin	12	75	0,985 [0,452-2,147]	0,970
Masculin	19	117		
Provenance				
Villages environnants	17	34	5,642[2,539-12,540]	0,000
Ville de Kamina	14	158		
Population spéciale				
Oui	5	5	7,875 [2,124-29,196]	0,000
Non	24	189		

Il ressort de ce tableau qu'il existe une association statistiquement significative entre la confection VIH/TB et l'âge compris entre 15 et 49 ans (OR=8,379[1,062 -66,062] ; p=0,038) et la résidence dans un village environnant (OR=5,642[2,539-12,540] ; p=0,000). Notons encore que le risque de coinfection VIH/TB était 7,875 fois plus élevé chez la population spéciale.

Tableau IV. Relation entre la séroprévalence et les types de population spéciale et les issues thérapeutiques

Paramètres étudiés	Statut sérologique			
	VIH+	VIH-		
Types de population spéciale	(n=31)	(n=192)	OR [IC95%]	P
Militaire	3	1	23,625[2,362-236,282]	0,000
Prostituée	4	2	15,750 [2,737-90,611]	0,000
Pop non spéciale	24	189	1	
Issues thérapeutiques				
Décès	6	2	22,304 [4,247-117,127]	0,000
Guérison	23	171	1	
Traitement terminé	2	19	0,782 [0,171-3,580]	1

Il ressort de ce tableau que le risque de coïnfection VIH/TB était 23,625 fois plus élevé chez les militaires et 15,750 plus élevé chez les prostituées. Disons encore que les patients coinfectés courraient 22,304 fois le risque de décéder.

IV. DISCUSSION DES RESULTATS

Notre étude a révélé une séroprévalence du VIH de 13,9% chez les patients tuberculeux. Cette séroprévalence est proche de celle de 13,6% rapportée par Mahaman Laouali et al (2019) et de 13,9% par Christian CD et al (2014). Elle est légèrement inférieure à celle de 16% estimée par l'OMS en 2011 chez les patients tuberculeux testés en RDC (OMS, 2011). A Lubumbashi, Kakisingi Ngama Christian et al, ont rapporté une séroprévalence du VIH chez les tuberculeux de 16,8%. Toujours à Lubumbashi, une autre étude a été menée par E.N. Wa Ilunga et al (2017) dans trois CSDT de la zone de santé de Lubumbashi; d'après l'étude, la séroprévalence du VIH chez les tuberculeux était de 11,6%. A Kinshasa Van Rie et al rapporte une séroprévalence de 18,8 %. Au Brésil, la prévalence du VIH chez les tuberculeux s'estimait à 27,7%. (Castro CC et al., 2013). Les résultats de cette étude montrent clairement que la séroprévalence du VIH chez les tuberculeux diffère d'un pays à un autre, dans le même pays, d'une ville à une autre et dans la même ville, d'une période à une autre.

L'étude a démontré une prédominance de la tuberculose chez les sujets âgés de 36 ans et plus avec 67,7%. Ce résultat confirme que la tuberculose reste donc un problème d'actualité chez la personne âgée comme l'indique plusieurs études à l'instar de David Lupande *et al.* et Esthel Lee Presley Bemba *et al* qui ont trouvé une prédominance de l'âge compris entre 40 ans et plus. Vance M (2019) a tenté d'expliquer ce phénomène, selon l'auteur, la plupart des cas (95%) de tuberculose de la personne âgée sont liés à la réactivation de lésions restées dormantes pendant plusieurs dizaines d'années (Janssens JP, Zellweger JP., 2019). Le réveil de ces lésions est imputable à des modifications du système immunitaire en relation avec la sénescence, notamment le déclin de la capacité à réactiver une immunité acquise antérieurement. Les comorbidités associées à l'âge avancé comme la malnutrition, le diabète, l'insuffisance rénale, les traitements immunosuppresseurs et les conditions sociales défavorables pouvaient expliquer la relation entre l'âge avancé et la tuberculose (Stead W., 2009). Contrairement aux résultats trouvés au Brésil, la tranche d'âge prédominante était de 30 à 49 ans (40,0%) (Castro CC et al., 2013).

Nos résultats, comme ceux de Dagnra, K. Adjoh, S. Tchaptchet Heunda, A. A. Patassi, D. Sadzo Hetsu, F. Awokou & O. Tidjani (2011) ont indiqué une prédominance masculine de la tuberculose avec une proportion de 61,0%. Cette prédominance masculine s'expliquerait par les conditions de travail difficile chez les hommes. En effet, plusieurs chercheurs ont également indiqué une prédominance de cas de la tuberculose chez les sujets du sexe masculin. En Belgique, 67% des cas déclarés étaient des hommes. Le sex ratio était de l'ordre de 2 en 2000 ; il est relativement constant dans le temps et se rapproche de celui calculé pour l'ensemble des pays de l'Europe de l'Ouest. Le sex ratio augmente avec l'âge ; il est de 0,7 en-dessous de 15 ans, 1,9 entre 15 et 44 ans, 3,1 entre 45 et 64 ans et 2 au-delà. La fréquence plus élevée de 61,0% chez les hommes pourrait refléter une prévalence plus importante de l'infection et pour certains types de population une sous déclaration chez les femmes due à un moins bon accès aux soins. De même, dans l'étude de Mariani F (2001), les hommes (58.75%) étaient plus affectés que les femmes (41.25%). Nos résultats sont similaires de ceux trouvés par Castro CC et al (2013) qui indiquent que dans le cas des patients qui étaient infectés, la plupart étaient des hommes (68,5%). En revanche David Lupande et al. et Esthel Lee Presley Bemba et al ont rapporté une prédominance féminine de la tuberculose dans leurs études (59,2%).

Il ressort de ce tableau qu'il existe une association statistiquement significative entre la confection VIH/TB et l'âge compris entre 15 et 49 ans (OR=8,379[1,062 -66,062] ; p=0,038). Ce résultat s'expliquerait par le fait que c'est l'âge qui est sexuellement actif. Sur le plan démographique, la pyramide d'âge de la République Démocratique du Congo (RDC) indique qu'une majorité de sa population se situe dans la tranche d'âge comprise entre 18 et 45 ans (Robert J, et al., 2003). En Afrique sub-saharienne, les efforts de préventions prennent souvent pour cible, outre les femmes enceintes, les adolescents et les jeunes adultes alors que l'épidémie a tendance à toucher de plus en plus d'adultes plus âgés. Cette situation est généralement attribuée à une survie plus longue de patients sous ARV tandis que les adultes plus âgés sont eux-mêmes aussi à risque. Il conviendrait de prendre en compte ce groupe cible dans les efforts de prévention du VIH chez les patients tuberculeux.

Il ressort de cette étude que le risque de co-infection VIH/TB était 15,75 fois plus élevé chez les prostituées. Contrairement à une publication de la HAS, la prostitution ne constitue pas en soi un facteur de risque de la co-infection par le VIH. Selon la même source, le sur-risque au sein de la population en situation de prostitution est très modéré car les professionnelles de sexe utilisent très souvent les services de santé de la reproduction (HAS, 2015). Selon SB Marahatta et al (2010), Si l'activité prostitutionnelle n'induit pas à elle seule un facteur de risque de la co-infection au VIH/TB, celui-ci devient réel lorsque les personnes sont exposées à la précarité sociale, économique, administrative ou à des fragilités psychologiques, les rendant plus perméables aux pressions des clients. Mathieu L (2009) expose tout d'abord le problème du sida dans l'univers de la prostitution. Il souligne la grande disparité des situations selon les pays et les continents, l'Afrique étant le continent le plus touché avec l'Asie contrairement à l'Amérique du Nord et à l'Europe qui présentent des taux d'infection très faibles. Une constante apparaît néanmoins dans tous les pays : les taux de contamination les plus importants sont rencontrés parmi les prostitués, hommes et femmes, dont les conditions d'existence sont les plus précaires. C'est dans cet univers concurrentiel, informel mais hiérarchisé, où la cohésion est faible, que le sida est devenu au cours des années 1980 un enjeu incontournable. L'utilisation du préservatif a constitué» un point saillant autour duquel se sont cristallisées les tensions internes au marché prostitutionnel ».

Comme constaté dans les études antérieures (Bitwe RM, Feza GM, 2015 ; Bloss E, Wainaina F, Bailey RC (2004), notre étude montre que le risque de coinfection VIH/TB était 23,625 fois plus élevé chez les militaires. Nos résultats peuvent s'expliquer par la fréquence élevée du tabagisme et de l'alcoolisme chez les militaires. Plusieurs auteurs ont tenté d'expliquer cette relation à l'instar de celle menée par Aoshiba K, Tamaoki J, Nagai A (2001). Selon les auteurs, la fumée de tabac favorise la tuberculose par plusieurs mécanismes : altération de la clairance muco-cilaire, diminution des performances des macrophages alvéolaires, immunodépression des lymphocytes pulmonaires, diminution de l'activité cytotoxique des cellules natural killer, altération de l'activité des cellules dendritiques pulmonaires et l'alcoolisme favorise la prostitution. Ainsi, l'alcool et les drogues peuvent stimuler le désir et les fantasmes sexuels, désinhiber et augmenter la prise de risque, avec pour conséquence un risque de contagion accru de la coinfection VIH/TB. Selon Louis Landouzy (2014), le principal facteur responsable des taux élevés de coinfections VIH/TB dans les armées est probablement la pratique qui consiste à affecter les personnels loin de leur communauté habituelle et de leur famille pendant des périodes plus ou moins prolongées. Tout en les libérant des contrôles sociaux traditionnels, cet éloignement les prive du contact avec leurs épouses ou leurs partenaires régulières et encourage de ce fait, le développement d'une industrie du sexe dans les régions où ils sont postés. D'après V. Lavergne (2011), le risque d'exposition à la coinfection VIH/SIDA est élevé chez les militaires. Selon la même source, en temps de paix, les taux de confection VIH/TB dans les forces armées sont généralement de 2 à 5 fois plus élevés que dans des populations civiles. La différence peut s'accentuer encore en période de conflit. Selon des études faites par l'ONU-SIDA aux Etats-Unis d'Amérique, au Royaume-Uni et en France, les soldats de ces pays sont beaucoup plus exposés à l'infection par le VIH que les groupes d'âge/sexe équivalents dans la population civile. Des chiffres récents provenant du Zimbabwe et du Cameroun font état de taux d'infection par le VIH de 3 à 4 fois plus élevés chez les militaires que dans la population civile. Selon Takashi Hirama et al (2016), les soldats tuberculeux ou non en mission ont régulièrement des relations sexuelles avec des professionnelles du sexe (prostituées) et des membres de la population locale et ces relations augmentent le risque de coinfection VIH/TB.

Le taux de mortalité imputable à la tuberculose dans notre milieu de 3,6% est inférieur à celui de 7% rapporté par le PNLT/RDC (2018), ce taux est largement inférieur à ceux trouvé par Eholie et Al. et Daucourt et al qui sont respectivement de 11% et 14%. L'étude a également noté un taux de guérisons de 87,0%. Le taux de guérison rapporté dans notre étude est supérieur à celui de 80% recommandé par l'organisation mondiale de la santé. Il était également supérieur aux résultats de Dye et al, qui ont rapporté un taux de guérison TB de 71,1% à 74,4 %. Nos résultats sont encore supérieurs à ceux de 81,28% trouvés par Mahaman Laouali et al (2019), mais inférieur aux résultats de Segbedji et al trouvés au Togo de 92,1%. Le taux de guérison TB élevé dans notre milieu s'expliquerait par le fait que notre étude a été menée à l'époque du PATI 5 basé sur la politique de TDO (Traitement du Directement Observé par un personnel de santé).

CONCLUSION ET SUGGESTIONS

A l'issue de cette étude transversale analytique menée dans une enquête rétrospective, dont les objectifs poursuivis ont été de déterminer la séroprévalence du VIH chez les tuberculeux, de décrire les caractéristiques sociodémographiques et cliniques des tuberculeux vivant avec le VIH et d'identifier les facteurs associés à la co-infection VIH-TB, les conclusions suivantes ont été retenues :

- La séroprévalence du VIH chez le tuberculeux dans notre milieu a été de 13,9%. L'étude a démontré une prédominance masculine (61,0%) de la tuberculose chez les sujets âgés de 36 ans et plus avec 67,7%.
- Le risque de coinfection du VIH chez les tuberculeux est très élevé chez les sujets dont l'âge est compris entre 15 et 49 ans (OR=8,379[1,062 -66,062] ; p=0,038) ; chez les prostituées (OR=15,750 [2,737-90,611] ; p=0,00) et chez les militaires (OR=23,625[2,362-236,282] ; p=0,00). Disons encore que les patients coinfectés courraient 22,304 fois le risque de décéder.

Au regard de ce qui précède, nous suggérons ce qui suit :

❖ *Aux autorités politico-administratives et sanitaires :*

- De définir des stratégies adéquates pouvant contribuer à la réduction de la séroprévalence du VIH chez les tuberculeux dans le milieu Urbino-ruraux en particulier dans la zone de santé de Kamina.
- De veiller à l'applicabilité de ces stratégies par les personnels de santé.

❖ *Aux personnels de santé :*
- De sensibiliser la communauté avec des supports audio-visuels sur les facteurs de risque liés à la coinfection VIH/TB.
- De prendre en charge convenablement tous les cas de coinfection VIH/TB.

❖ *A la communauté :*
- De mettre en pratique les mesures proposées par les personnels de santé.

13

REFERENCES

Anne DECOSTER (2004). Diagnosis & treatment of tuberculosis in HIV co-infected patients. Indian J Med Res. Dec;134(6):850–865. [Article PMC gratuit] [PubMed] [Google Scholar]

Aoshiba K, Tamaoki J, Nagai A (2001). L'exposition aiguë à la fumée de cigarette induit l'apoptose des macrophages alvéolaires. Suis J Physiol cellule pulmonaire Mol Physiol. 2001 décembre ; 281 (6):L1392–401. [PubMed] [Google Scholar]

Castro CC, Djadou KE, Tchagbele O-B, Kpegouni M, Kama LKB, Azoumah KD (2013). Tuberculosis in children in Togo: epidemiology, diagnosis, treatment, and outcome. Médecine et Santé Tropicales. 2016;26(3):318–322. [PubMed] [Google Scholar]

Christian Christian Diamant Mossoro-Kpinde (2014). Prévalence de la co-infection tuberculose et VIH à Bangui (republique centrafricaine). (5):126–161. [Google Scholar]

Dagnra, K. Adjoh, S. Tchaptchet Heunda, A. A. Patassi, D. Sadzo Hetsu, F. Awokou & O. Tidjani (2011). Prévalence de la co-infection VIH-tuberculose et impact de l'infection VIH sur l'évolution de la tuberculose pulmonaire au Togo. Bulletin de la Société de pathologie exotique volume 104, pages342–346. [Google Scholar]

Diallo S, Toloba Y, Sissoko BF, Dao S, Traore B, Kanouté T, et al (2018). Profil des ptients décès de tuberculose pulmonaire à microscopie positif (TPM+): influence du statut VIH. Mali médical. XXIII. 1:38–40. Accessed November 18. [PubMed] [Google Scholar]

E.N. Wa Ilunga, Théodore M, Sola C, Rastogi N. (2017). Epidémiologie moléculaire de la tuberculose en Guadeloupe de 1994 à 2000. Pathologie médicale. 2006;54(1):14–21. [PubMed] [Google Scholar]

Floyd K, Glaziou P, Zumla A, Raviglione M (2018). The global tuberculosis epidemic and progress in care, prevention, and research: an overview in year 3 of the End TB era. Lancet Respir Med. avril 2018 ; 6 (4):299-314

Jean Musafiri, Patrick Matala Mbayo, Georges Bakaswa, Michel Kaswa, Joris Losimba Likwela (2013). Séroprévalence du VIH chez les tuberculeux à Kisangani en République Démocratique du Congo. Santé Publique 2013/4 (Vol. 25), pages 483 à 490.

Jean-Marie HURAUX (2008). Understanding the gender disparity in HIV infection across countries in Sub-Saharan Africa: evidence from the Demographic an Health Surverveys. Sociology of health & Illness. 2011;33(4):522-39.

Kassa-Kelembho E, Kassa E, Zandanga G, Service Y-B, Ignaleamoko A, Talarmin A. (2006). Poor performance of a novel serological test for diagnosis of pulmonary tuberculosis in Bangui, Central African Republic. Clinical and Vaccine Immunology. 13(6):702–705. [Article PMC gratuit] [PubMed] [Google Scholar]

Koumé (2012). Risk of Death among HIV Co-Infected Multidrug Resistant Tuberculosis Patients, Compared To Mortality in the General Population of South Africa. J AIDS Clin Res. 2 ; Suppl 3: 7.

Louis Landouzy (2014). La guerre et la réforme des soldats tuberculeux », Revue d'hygiène et de police.

Mahaman Laouali, Ousmane Abdoulaye, Oumarou Amadou Ahamadou Biraïma,Sani Kadri, Abdoul Aziz, Ibrahim Maman Lawan, Souleymane Brah et Eric Adehossi (2019). Epidemiological, clinical and evolutionary profile of patients with tuberculosis at the Regional Hospital of Maradi, Republic of the Niger. Pan Afr Med J.

MPD (2010). From caution to urgency: the evolution of HIV testing and counseling in Africa. Bull World Health Organ. 90:652-8B.

OMS (2013). Genève: OMS; Rapport sur la lutte contre la tuberculose dans le monde. [Google Scholar]

OMS (2017). Tuberculosis Trials Consortium. Substitution of moxifloxacin for isoniazid during intensive phase treatment of pulmonary tuberculosis. Am J Respir Crit Care Med Aug 1;180(3):273-80.

ONUSIDA/RDC (2020). Statistiques mondial sur le VIH. Fiche d'information. Accessed November 2022. [Google Scholar]

PNLT/ Tchad (2013-2014). Ministère de la Santé Publique du Tchad, PNLT . Plan stratégique national de laboratoire de tuberculose. 2019-2021. pp. 11–15. [Google Scholar]

PNUE (2016). Guide technique du programme national anti-tuberculeux intégré aux soins de santé primaire. « P.A.T.I.4 ». 4e édition, PNLT, Ministère de la santé, Kinshasa, 2004;46-8.

Rosas-Taraco AG, Arce-Mendoza AY, Caballero-Olín G, Salinas- Carmona MC (2016). Mycobacterium tuberculosis upregulates coreceptors CCR5 and CXCR4 while HIV modulates CD14 favoring concurrent infection. AIDS Res Hum Retroviruses. 22(1):45–51. [PubMed] [Google Scholar]

V. Lavergne (2011). Le service de santé militaire et la lutte antituberculeuse pendant la guerre », Rev.